Te 32
ō

AVIS
AU PEUPLE,

SUR LES MOYENS QU'IL PEUT METTRE EN USAGE
POUR DÉTRUIRE OU MODIFIER L'ACTION DÉLÉ-
TÈRE DES MIASMES CONTAGIEUX ET DU TYPHUS
PESTILENTIEL ;

MIS A LA PORTÉE DE TOUT LE MONDE,

Par Xavier DUJAC, Pharmacien.

Felix qui potuit rerum cognoscere causas.
Virg. *Georg.*

A TARBES,

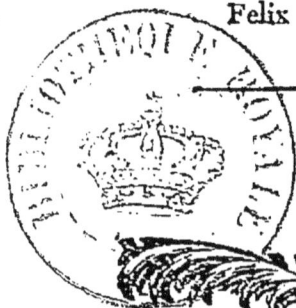

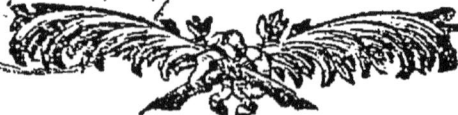

Chez Lagleize, libraire, place Maubourguet.

DE L'IMPRIMERIE DE J.-M. DOSSUN, A BAGNÈRES.

1821.

AVIS DE L'ÉDITEUR.

Ce petit Ouvrage offre l'avantage de faire connaître la manière dont se propage la contagion, et les moyens les plus sûrs pour en arrêter les progrès ; ces moyens sont simples, faciles, peu coûteux ; à la portée de tout le monde, et applicables, avec quelques modifications, aux épizooties (maladies des bestiaux).

Les contrefacteurs seront poursuivis conformément aux lois.

AVIS

AU PEUPLE.

Les sciences seraient frappées d'une stérilité préjudiciable, si leur étude n'était appliquée au perfectionnement des arts et au maintien de la santé. L'homme destiné par sa nature à croître, végéter et mourir, porte en lui-même les causes de sa propre destruction : cependant si la vie n'était point subordonnée à des causes qui le meuvent en tout sens, il pourrait parcourir naturellement les phases de son existence; mais en butte à des passions qui le minent sourdement, en imprimant aux fonctions organiques une direction différente de celle qu'elles devraient avoir, il perd cet équilibre si nécessaire au maintien de la santé, et succombe par une mort prématurée sous le poids des maux que ce désordre entraîne. Au milieu des mouvemens divers auxquels l'homme se trouve soumis dès sa naissance, en raison de sa sensibilité plus ou moins exquise, il se trouve en outre placé au centre d'une atmosphère dont les élémens agissent sur lui, et tendent à le mener au point de destruction auquel il arriverait naturellement à mesure que l'âge affaiblirait ses fonctions vitales. Tant que l'être organisé jouit de la plénitude de son existence, l'action vitale réagit contre les efforts que font sur lui les agens destructeurs qui l'environnent, ce qui établit entre l'action organisatrice et destructive un équilibre permanent, d'où résulte le développement et l'accroissement de l'individu jusqu'à ce que la mobilité de sa constitution et sa complication organique permettent à l'action destructive de prédominer ; alors les fonctions s'affaiblissent, les vaisseaux s'obstruent ; le jeu des organes tombe pour ainsi dire dans l'inertie, et imprime à tout le corps une paresse d'action qui permet à tous les élémens d'avoir plus de prise sur lui : de là naissent toutes les maladies qui dérivent essentiellement des constitutions atmosphériques et de la propagation du typhus contagieux.

Les sollicitudes nombreuses que donne la fièvre jaune d'Espagne au Gouvernement français, prouve combien ce fléau peut occasionner de ravages lorsqu'on ne cherche pas à le détruire dans sa naissance ; les mesures sévères qu'il prend pour en arrêter la propagation,

doivent être un motif suffisant pour nous encou-
rager à seconder ses efforts. Quel est l'homme
ami de l'humanité qui, placé dans des circonstances semblables, peut rester spectateur
impassible des dangers auxquels l'imprévoyan-
ce et la paresse de nos voisins les ont livrés.
Le médecin, destiné par ses fonctions à calculer toutes ces circonstances, peut-il voir
d'un œil sec les progrès d'une maladie qui
peut devenir le fléau de ses compatriotes, à
moins que pénétré de la même inertie morale
qui caractérise les habitans de ces contrées,
il ne dise comme eux, en parlant de leurs en-
nemis, « qu'ils viennent, et puis nous verrons » ;
mais comme un ennemi invisible qui pénètre
dans l'intérieur de notre corps par toutes les
voies absorbantes peut devenir plus redoutable, le médecin qui ne veut pas spéculer sur
les misères humaines, doit chercher autant que
possible à contribuer par sa position relative
à paralyser son action.

La médecine dont l'objet principal est celui
d'appliquer les connaissances naturelles des
corps vivans au recouvrement de la santé, ne
peut parvenir d'elle-même à détruire les miasmes putrides sans le secours de la physique,
de la chimie et de la géologie. La pharmacie,
telle qu'elle doit être sue pour exercer cette

honorable profession avec dignité, étant une branche de la médecine qui cherche à appliquer les connaissances naturelles des corps morts à la conservation de la santé, trouve plus spécialement dans la connaissance chimique et physique de l'action des corps qu'elle met en jeu, les moyens de nous soustraire à ce fléau destructeur.

Bien convaincu que la contagion ne prend un caractère d'intensité, que parce que dans le principe on néglige par paresse ou par ignorance de se mettre à l'abri de ses atteintes, j'ai cru qu'il était essentiel de faire connaître la manière dont elle se propage, pour mettre à la portée de tout le monde les moyens suffisans pour s'en garantir; ce motif et bien d'autres qu'il n'est pas nécessaire de mentionner, m'ont engagé à présenter au public tous les moyens propres à cet effet.

La peste, puisqu'il faut la nommer par son nom *, et dont on retrouve des traces dans les écrits de Thucydide, est un mot générique qui sert à désigner une mortalité, lorsqu'elle exerce ses ravages dans quelques contrées. Avant d'entrer dans de plus grands détails, il est essentiel d'observer que je ne chercherai

---

* Lafontaine.

pas à la considérer dans ses rapports avec les épidémies et les affections endémiques, je me bornerai seulement, pour l'intelligence de ceux à qui je destine cet opuscule, à l'envisager dans sa propagation, quel que soit d'ailleurs le type qui la caractérise.

Ce fléau, qui peut prendre plus ou moins d'intensité en raison de sa nature, se manifeste par des symptômes plus ou moins pernicieux, qui ont engagé les observateurs à le caractériser sous divers points de vue : de là naissent les distinctions de fièvre typhode, anthrax, fièvre d'hôpital et fièvre jaune ; mais malgré les différens caractères que prennent ces affections diverses, il faut observer qu'elles dérivent toutes de l'action des miasmes contagieux et des émanations putrides, de quelle nature qu'ils puissent être. Avant donc de parler de leur mode d'action sur les êtres organisés, et des moyens qu'il faut employer pour s'en garantir, il est essentiel de faire connaître les foyers putrides qui peuvent donner lieu à leur développement, et la marche qu'ils suivent dans leur propagation.

Observons d'abord, pour rassurer les personnes pusillanimes qui se livrent ordinairement à des craintes prématurées, que ce fléau redoutable qui peut occasionner des ravages extraordinaires lorsqu'il a pris de l'intensité, n'est pas heureusement pour l'humanité aussi effrayant que pourraient le croire ceux qui n'ont pas été en même d'en calculer les progrès : il faut un concours de circonstances pour déterminer son action, qui se rencontrent rarement; un air chaud et humide, un foyer contagieux, sont les conditions indispensables sans lesquelles il ne peut pas exister, à moins que le typhus ne provienne du dehors; dans ce cas il est facile de se soustraire à ses impressions, en prenant d'avance les mesures nécessaires à cet effet.

Les pays abrités par des montagnes, et qui forcent le vent du nord à refluer dans la plaine, établissent des courans d'air qui balayent l'atmosphère, et ne permettent pas aux miasmes d'exercer leur action ; la pluie produit un effet semblable ; la froidure les concentre et les précipite, elle resserre en outre les pores absorbans, qui deviennent par ce moyen moins sensibles à leur action : si à tous ces moyens nous joignons encore l'action conservatrice de la vie, et l'idiocyncrasie des individus, qui rendent les uns plus aptes que les autres à éprouver les effets de la contagion, nous trouverons dans ces actes autant de moyens qu'emploie la nature pour préserver l'homme de ce fléau, et qui doivent généralement rassurer sur l'aspect alarmant qu'il peut prendre.

Si la nature, toujours prévoyante, tend par elle-même à préserver l'homme des affections morbides de cette nature, elle emploie aussi, pour accomplir le grand œuvre de l'univers, des agens qui tendent à le désorganiser. Les effluves putrides, qui naissent de la décomposition des végétaux, des animaux et des matières qui proviennent de ces deux règnes, impriment à l'être organisé le même degré de décomposition, en affaiblissant l'action vitale qui tend à le conserver; de là naît cette prostation de forces qui suit immédiatement l'action délétère de ces agens : voilà pourquoi les pays bas et marécageux deviennent par leur situation géologique le foyer d'où émanent une infinité de maladies putrides, qui les ravagent périodiquement. Les hôpitaux, les prisons par leur encombrement deviennent aussi le foyer où se propagent les affections adynamiques, à cause du peu de soin qu'on apporte à y maintenir la propreté, et à y établir les courans d'air nécessaires pour chasser ou diviser les exhalaisons miasmatiques qui se dégagent de toute la surface du corps des infortunés qui les habitent, et dont la plupart, accablés par la misère et les privations, se

trouvent pour ainsi dire dans une dégénérescence humorale.

Cependant la fièvre jaune se distingue des
affections qu'on observe dans ces asiles de la
misère, par l'intensité qu'elle prend dans les
pays chauds, et parce qu'elle attaque ordinairement de vastes contrées. Elle se manifeste
ordinairement dans la saison la plus chaude,
et continue jusques en hiver; son intensité
s'accroit à mesure qu'elle se propage, de manière à parcourir de proche en proche des
régions étendues : cependant il est utile d'observer que cette affection ne se communiquant
à un individu sain que lorsqu'il se trouve exposé aux effluves contagieuses qui la déterminent, on peut par divers moyens s'en mettre
à l'abri, quelle que soit d'ailleurs la nature du
typhus contagieux; car il est à peu près dé-
montré que cette affection suit la même marche dans son développement et sa propagation
que toutes les autres affections putrides.

La fièvre jaune se manifeste au contact di-
rect, ou lorsqu'on s'expose à l'action de l'air,
qui est le véhicule de tous les miasmes qui
entrent par ce moyen avec les alimens dans
l'intérieur du corps par la voie de la respiration : l'humidité en se déposant sur la surface du corps les entraîne avec elle, et per-

met aux pores absorbants de les transmettre
dans le torrent de la circulation ; enfin, les
miasmes se fixent par les mêmes moyens sur
tous les corps, de manière qu'elle peut frap-
per des contrées très-éloignées les unes des
autres par le transport des marchandises, et
notamment les laines et les cotons. L'observation confirme cette vérité, et nous apprend
qu'on a vu à Marseille un porte-faix tomber
omme s'il eût été frappé de la foudre en ou-
rant des ballots qui provenaient des contrées
nfectées par la contagion ; l'observation con-
rme encore que des fossoyeurs sont suc-
combés sous des fièvres putrides, dont ils
avaient contracté le germe à la suite de leurs
ravaux ; enfin, les assises d'Oxfort nous four-
issent encore un exemple de ce que nous
vançons.

Les cordons, destinés à empêcher les com-
unications, deviennent des moyens hygiéni-
ues fort puissants pour empêcher la propa-
ation du typhus ; cependant ces moyens se-
aient insuffisants si ce fléau destructeur se
esait ressentir à des distances trop rappro-
hées, sur-tout s'il était soutenu par une chaleur
ong - temps continuée. L'hygiène publique a
ussi senti la nécessité de séquestrer dans les
azarets les marchandises et même les pér-

sonnes qui sortent des lieux pestiférés, pour anéantir la contagion dans sa source.

Le lazaret est un établissement parfaitement isolé et destiné à recevoir les personnes et les marchandises qui proviennent des lieux pestiférés; son nom lui vient de l'hôpital S.¹-Lazare, établi à Jérusalem, après la prise de cette ville sur les Musulmans par les Croisés. Les Juifs sont les premiers peuples de l'antiquité qui nous font présumer que ces établissemens étaient connus d'eux : le Lévitique, au chapitre 13, ordonne le bannissement des lépreux dans le désert. L'ignorance où étaient plongés nos ancêtres sur la physique des corps, ne leur permit pas d'arrêter les progrès de la peste ; ils la regardaient au contraire comme un fléau des dieux, pour punir les péchés des hommes, et se contentaient, pour désarmer leur colère, de leur adresser des prières publiques, des jeûnes et des sacrifices ; mais malgré le sang fumant des holocaustes la contagion n'en continuait pas moins ses progrès.

Les Français ayant formé des établissemens commerciaux dans les Echelles du Levant, furent obligés dans des contrées si souvent infectées de veiller de près à leur conservation ; un instinct particulier qui veille à la conservation de l'homme, leur fit remarquer que les moines Cophtes, qui vivent isolés dans leurs couvens échappaient aux ravages de la peste : cette observation leur donna l'idée de se séquestrer dans leurs logemens, en ne communiquant avec leurs voisins que par les fenêtres ; cette précaution leur réussit parfaitement. Ce fut à cette époque que Marseille commença à construire des lazarets, qui ont préservé cette ville des nombreux ravages auxquels elle était sujette.

Le lazaret doit être construit sur un terrein aride, sabloneux ou calcaire, exposé au vent du nord et dans des lieux aussi élevés que possible ; il doit être assez spacieux pour pouvoir aërer et fumiguer les marchandises, et d'une commodité telle qu'il puisse offrir aux personnes qui l'habitent les objets de première nécessité ; les murs en doivent être élevés et ménagés avec un tel art que cet établissement puisse offrir des salles de rechange et des corps de logis séparés les uns des autres.

Malgré que les affections putrides ne se manifestent qu'au contact, il est nécessaire d'observer que le foyer putride ne peut avoir d'action que par l'exhalaison des particules miasmatiques. Les effluves et les miasmes qui sont les parties les plus subtiles et les plus déliées d'une matière putrescible agissent sur les êtres vivants comme sur les corps morts, en imprimant aux parties sur lesquelles ils agissent le même mouvement de décomposition que celui dont ils sont animés. Si l'action délétère des miasmes qui tend à décomposer l'être organisé surpasse la force conservatrice de la vitalité, les organes sur lesquels ils agissent succombent, meurent, se décomposent à leur tour, et fournissent par ce moyen d'autres élémens putrides qui augmentent l'intensité de la contagion; il n'est pas par conséquent nécessaire d'admettre dans cet acte un ferment particulier qui ne pourrait tout au plus être envisagé que comme un mot inventé pour expliquer un fait naturel dont on peut physiquement se passer. J'ai cherché à démontrer cette vérité dans un ouvrage que je me propose de publier incessamment.

Il paraît, d'après ce que nous venons de dire, que la contagion ne se communique que par l'action des miasmes putrides sur nos tissus organiques, ce qui explique clairement pourquoi le baron Desgenettes est parvenu à s'inoculer le virus qui provenait des anthrax et du charbon des pestiférés de Jaffa, sans qu'il en ait éprouvé d'accident.

Nous avons déjà vu que l'air et l'eau sont

les véhicules qui dissolvent les miasmes et qui les transportent d'un individu à un autre, il est par conséquent nécessaire d'observer que l'air pestiféré borne ses ravages autour du foyer, sans qu'il puisse s'étendre par un moyen semblable à des distances très-éloignées, parce que dans leur course les effluves putrides répandues dans l'air sont décomposées par les végétaux qui les recherchent avec avidité; on voit par là que les moyens conservateurs doivent se porter plus particulièrement sur le foyer de la putréfaction.

L'impondérabilité et l'invisibilité des miasmes ne permettent pas de les reconnaître lorsqu'ils sont fixés sur nos habits et sur les matières végétales, de telle manière qu'ils peuvent reprendre leur énergie au bout d'un certain temps, lorsque leur action est favorisée par une chaleur soutenue; voilà pourquoi les effets qui résultent la première année de leur développement peuvent reprendre la même intensité l'année suivante : cette intensité s'accroît encore en raison des localités et de la disposition relative des individus. Les pays bas, maritimes et chauds sont les lieux où la contagion exerce ses ravages avec plus de force. Les personnes à la fibre molle, indolentes, paresseuses, pusillanimes, les convalescens, les nostalgiques, les habitants des pays froids qui fixent leur domicile dans les pays où la fièvre jaune est endémique, sont les victimes favorites qu'elle choisit; enfin, chaque individu porte en lui-même des dispositions plus ou moins favorables pour contracter l'infection : voilà pourquoi on trouve des personnes qui s'exposent impunément à ses ravages. Les enfans, chez qui l'action vitale est au plus haut point d'intensité pour opérer son accroissement, et qui détermine les mouvemens du centre à la circonférence, deviennent rarement les victimes de la contagion; l'ivresse vitale dans laquelle ils se trouvent détermine chez eux un exercice violent, qui met obstacle à l'absorption des miasmes. Les femmes et les personnes qui entretiennent des cautères, des vésicatoires, et celles qui sont infectées de la gonhorée et d'ulcères siphilitiques en suppuration, sont souvent épargnées par l'infection de la fièvre jaune.

Toutes ces circonstances bien appréciées nous indiquent les moyens préservateurs qu'on doit mettre en jeu pour empêcher l'absorption des miasmes contagieux, soit en les détruisant, soit en resserrant les pores absorbants et en augmentant les forces vitales; mais avant de faire connaître les moyens qu'on emploie pour par-

venir à ce but, il est important d'entrer dans
quelques considérations sur les foyers putrides
d'où émanent les effluves de ce genre.

Lorsque les matières putrescibles sont pla-
cées dans les circonstances nécessaires pour se
décomposer, elles ne tardent pas à éprouver
un mouvement de décomposition ; le tissu des
matières animales et végétales se relâche ; elles
acquièrent un aspect livide, d'où découle une
sérosité plus ou moins abondante ; la masse
se tuméfie, se boursouffle, et donne lieu à un
dégagement de gaz infect, insupportable, très-
funeste aux corps vivants qui y sont exposés ;
aussi la police médicale a senti la nécessité de
faire placer les cimetières et les voiries au
nord des villes et hors de toute atteinte.

Les gaz délétères qui proviennent des matières en décomposition impriment le même
mouvement aux corps environnants; aussi ne
tardent-ils pas à éprouver la même décomposition : les animaux ne sont pas non plus
à l'abri de l'influence des gaz délétères lorsqu'ils sont exposés dans des lieux où se dé-
veloppent les effluves putrides ; dans les hôpitaux par exemple, notamment à Freidberg,
où j'ai vu les trois quarts de mes compagnons
d'études et de travaux victimes de leur dé-
voûment. L'action des miasmes délétères sur

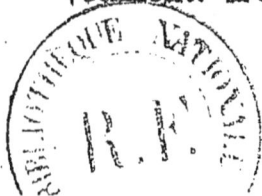

2

les êtres vivants, quelle que soit leur nature, relâche insensiblement la fibre, les forces digestives se relentissent, ce qui occasionne la stagnation des matières de la sécrétion et de l'excrétion ; les vaisseaux affaiblis et relâchés n'exécutent plus leur fonctions, la circulation se ralentit, et perd la force nécessaire pour entretenir la chaleur vitale : de là naissent la dégénérescence humorale, les affections cutanées, le scorbut et l'anthrax lorsque la maladie prend de l'intensité.

' Lorsque l'action vitale affaiblie ne peut pas surmonter l'action délétère des miasmes, l'état de l'homme placé dans des circonstances semblables est susceptible de devenir plus alarmant ; alors leur action se porte sur les viscères de la digestion, occasionne du dégoût, de l'aversion pour les alimens, et des indigestions : à cet état succède, d'après la remarque de Lind, un état de stupeur, un délire sourd, la perte des facultés intellectuelles et un affaiblissement sensible de la mémoire ; la face se décompose et le malade succombe en répandant autour de lui une odeur cadavéreuse qui indique une décomposition totale.

Les différentes émanations putrides qui résultent de cette décomposition prennent le nom de miasmes, et plus particulièrement du

typhus contagieux, lorsqu'elles exercent une action générale et délétère sur les êtres vivants ;
ce typhus se propage d'une manière si épou-
vantable, qu'il frappe de mort les personnes
qui en sont atteintes en parcourant des pé-
riodes plus ou moins longs, en raison de son
intensité.

Cette propagation suit toujours une marche
régulière, qui nous permet d'en calculer les
effets dans tous ses détails ; elle s'exerce de
deux manières bien distinctes, savoir, par
par les émanations et par le contact : les émanations contagieuses peuvent parcourir des
zones très-étendues, en se transmettant d'un
pays à un autre par les correspondances et
les communications que sont obligés d'avoir
les peuples entr'eux ; le miasme se fixe dans
ce cas sur les habits, les plumes et les co-
mestibles, et frappent par ce moyen des peuples très-éloignés les uns des autres.

Les pays chauds sont ceux où se développe
le typhus avec plus de fureur, et notamment
les pays maritimes exposés à un vent d'est ;
les pays froids n'en sont pas non plus l'abri,
à cause des réunions nombreuses que nécessite
la froidure dans des espaces très-circonscrits ;
c'est ordinairement en été qu'il commence ses
ravages, et les continue jusqu'en hiver : les

pays froids et montagneux sont ceux qu'il épar-
gne le plus généralement ; aussi le meilleur
moyen de se préserver de ses atteintes, est
d'aller habiter les pays les plus élevés, à quatre-
vingts toises au moins au-dessus du niveau de
la mer, en prenant les précautions nécessaires pour ne pas emporter avec soi le germe
de la contagion : le meilleur moyen de le détruire est celui de faire subir aux habits des
fumigations de chlore, d'après la formule que
j'indiquerai plus bas ; les lotions de vinaigre
et d'acide nitreux présentent aussi des bons
effets.

Les régions les plus élevées et remplies d'une
nombreuse végétation doivent être choisies de
préférence pour y fixer son habitation, parce
que la pesanteur de l'air humide qui est le
véhicule des miasmes, ne leur permet pas de
s'élever à cette hauteur ; enfin les hautes montagnes qui se trouvent dans une atmosphère
rafraîchie par des sources abondantes et des
torrens et par l'air qui circule en tout sens,
sont les lieux les plus propres à se garantir
de la contagion. Il est néanmoins essentiel de
se mettre à l'abri de toute communication
directe et indirecte avec ses voisins jusqu'à ce
que l'affection morbide ait terminé son cours ;
mais comme ces moyens ne sont applicables

qu'à un très-petit nombre de personnes, on doit porter principalement son attention sur le foyer de la putréfaction, pour chercher à détruire les effluves à mesure qu'elles se forment.

Les moyens pour y parvenir doivent être dirigés par le pharmacien, parce que mieux que tout autre il est en même d'employer des agens qui dérivent des connaissances physiques, chimiques et géologiques, qui, malheureusement pour les progrès de la science, ne se trouvent guère à portée de la plupart des apothicaires de nos provinces éloignées, qui avilissent par leur ignorance ces hommes distingués qui consacrent leurs veilles au perfectionnement de la science qu'ils honorent par leurs vertus et leurs talens.

Les moyens généraux qu'on doit mettre en usage pour prévenir le typhus et les miasmes, peuvent être considérés sous trois points de vue ; ceux qui déterminent le renouvellement de l'air, ceux qui opèrent l'absorption des miasmes, et enfin ceux qui les détruisent à l'aide des agens pharmaceuto-chimiques.

Le renouvellement de l'air peut s'opérer de deux manières, la plus usitée consiste à établir des courans d'air et des ventilateurs, et de chasser l'air en raison de son impénétrabilité, à l'aide des fumigations de baies de genièvre,

ménagées avec d'autres agens. Le second
moyen consiste à absorber les miasmes par
l'emploi des substances hygrométriques : le
charbon réduit en poudre et desséché dans
des vases clos, offre des avantages réels, parce
qu'on peut l'employer sans inconvénient et à
toute heure. Chargé en 1811 de diriger le lazaret d'Acous, vallée d'Aspe, je me suis servi
de cette substance avec avantage pour préserver les personnes qui en fesaient le service
journalier, des affections exhantématiques et
scorbutiques qui régnaient dans cet établissement. Le procédé consiste à tapisser le sol
du local infecté d'une couche de charbon et
de le renouveler aussi souvent que possible ;
la chaux peut avoir aussi des résultats avan-
tageux lorsqu'elle n'est pas contraire aux indi-
cations thérapeutiques.

Le troisième moyen consiste à détruire les
miasmes dans leur naissance, à l'aide des fumigations guytoniènes et d'acide nitreux : ces
fumigations doivent être renouvelées aussi souvent que l'état du malade peut le permettre.
Les fumigations de chlore, par le procédé de
Guyton-Morveau, sont avec juste raison les plus
généralement employées : on fait ces fumigations en exposant sur un vase de grès placé
sur un réchaud un mélange composé de deux

onces de sel de cuisine, une once de péroxide
de manganèse, humectés avec un peu d'eau,
on le place sur le rechaud, et on y ajoute ensuite par parties une once d'acide sulfurique
étendue dans deux onces d'eau. * On ferme le
local pour concentrer les vapeurs qui se dégagent au moment du mélange, et on ouvre
ensuite au bout de dix minutes les portes et les
croisées pour opérer le renouvellement de l'air
atmosphérique. Il est utile d'observer que ces
fumigations peu coûteuses, doivent être faites
non-seulement au foyer de la putréfaction ou
de la maladie, mais encore dans tous les en-
virons et dans les lieux qu'on veut habiter,
pour détruire les miasmes dans leur naissance
avant qu'ils aient eu le temps de se déposer sur
les habits et sur les meubles.

Le chlore détermine sur la membrane mu-
queuse du larynx une irritation telle qu'il pro-
voque la toux, et qui oblige souvent d'en di-
minuer l'action ; il faut alors se conformer
aux circonstances autant que possible, par le
moyen d'une chambre de rechange pour faire
les fumigations plus commodément. Les moyens

---

* Les substances qui composent chaque fumigation valent vingt
centimes en détail ; prises à la livre, elles reviennent à-peu-près à
dix centimes (2 sols).

que nous venons d'indiquer, bien coordon-
nés et réunis avec d'autres que les circonstances seules peuvent faire connaître, présentent généralement des avantages réels.

Lorsqu'on a dirigé tous les moyens nécessaires sur le foyer de la contagion pour en
arrêter les progrès, il faut porter ses soins
sur les individus. Le typhus contagieux exerce
son action délétère sur eux par le contact et
par l'entremise de l'absorption et de la respiration ; alors il est bien clair qu'en s'oppo-
sant aux uns et aux autres, on peut paralyser
son énergie : le premier consiste à se mettre
à l'abri du contact des miasmes putrides ou
des substances qui peuvent le transmettre, ce
qui sera fort facile si on se rappelle ce que
nous avons dit ; le second moyen consiste dans
l'emploi des médicamens qui empêchent l'absorption et qui accélèrent la circulation du
sang. L'absorption des miasmes peut être in-
terceptée par des habits de taffetas ciré, par un
renouvellement journalier de hardes, après les
avoir faites passer par les fumigations dont nous
avons parlé. Le procédé médical pour parvenir au même but consiste dans l'emploi des
médicamens qui peuvent resserrer les voies
absorbantes : le vinaigre des quatre-voleurs en
lotions sur tout le corps, de même que les

frictions d'huile peuvent servir à cet effet. Samoïlowitz employa avec succès les frictions de glace dans la peste de Moscou. Cette méthode mise en usage par les Français pendant la peste de Marseille, fut suivie d'une foule d'inconvéniens, ce qui porte à croire que la médecine de chaque pays doit être en rapport avec la position de ses habitans. Le Moscowite à fibre molle et relâchée a besoin de forts stimulans pour réveiller son inertie, ce qui fesait dire à Montesquieu qu'il faudrait les écorcher vifs pour aiguillonner leur sensibilité. Cette vérité, reconnue et démontrée par la physiologie, n'est-pas applicable aux habitans des pays chauds, chez qui la sensibilité nerveuse prédomine. On voit par là que les méthodes russes doivent être abandonnées aux médecins de leurs contrées, dont l'imagination se ressent des glaces qui les entourent, et qui ont besoin, comme tous les autres habitants, de forts stimulans pour dépétrer leur esprit de cette grossière animalité qui caractérise ordinairement les êtres qui occupent, pour le perfectionnement que suit l'organisation physique et morale, le dernier échelon de la race humaine.

L'absorption des miasmes par l'acte de la respiration, exige des médicamens qui puissent

augmenter les forces vitales , et repousser les
effluves putrides. Les potions toniques et éthé-
rées , l'élixir de longue-vie de Paracelse , le
vin de quinquina employé trois fois par jour ,
avec quelques gouttes de liqueur d'Hoffmann ,
augmentent l'énergie vitale , et déterminent
les mouvemens du centre à la circonférence.
Pringle avait senti les effets que peut produire
cette boisson ; aussi met-il au rang des causes
qui déterminent la peste qui ravage si souvent
les enfans de Mahomet , l'abstinence de vin
à laquelle ce sectateur les a contraints.

Enfin , pour terminer ce que nous avons à
dire sur les moyens qu'il faut employer pour
se préserver de la contagion , je me bornerai
à faire savoir que si le vin , les esprits alcoho-
liques , et généralement les caloricites liquides ,
offrent des avantages réels dans les cas men-
tionnés , il est urgent d'observer que les excès
en ce genre au lieu d'être utiles deviendraient
préjudiciables. Les alimens doivent être légers
et tirés du régime végétal ; on ne doit en prendre que ce qu'il en faut pour donner aux forces
vitales la liberté nécessaire pour opérer l'ex-
pulsion des miasmes : un estomac trop sur-
chargé d'alimens les concentre vers les organes
de la digestion , et laisse par conséquent les
autres organes plus exposés à l'action délétère ;

un exercice modéré peut aussi devenir nécessaire. Il est inutile d'observer, je pense, que
l'abus des jouissances peut devenir dangereux,
et qu'on doit entretenir la propreté, soit par
des bains aromatisés d eau de Cologne ou mieux
de vinaigre de lavandes, ou bien de toute autre
manière. Enfin, on doit éviter avec soin de
s'exposer à l'action de l'air humide avant le
lever et après le coucher du soleil.

Au milieu des désordres apparens qui affli-
gent la misérable condition humaine, il est
douloureux sans doute de voir l'homme luttant
sans cesse contre les élémens déchaînés contre
lui, contre sa faiblesse et contre ses passions.
Ces causes subversives qui changent constam-
ment la scène du monde, pour accomplir le
grand œuvre de l'univers, se rattachent néanmoins à la reproduction des êtres, pour les
confondre ensemble dans un mouvement éter-
nel. L'homme de la nature, assis sur les débris
de ses ancêtres, calcule les rapports qui le
lient avec la nature universelle, et contemple
du haut de sa grandeur dans ce *circulus œterni
motus*, comme le dit un auteur distingué[*]; il
contemple, dis-je, les générations présentes
dansant sur les sépulcres des générations pas-

---

[*] Virey.

sées , pour s'anéantir bientôt avec elles dans
le silence du tombeau. L'observateur entraîné
avec elles dans le même tourbillon , et ne
pouvant pas s'opposer aux lois immuables de
l'Eternel , emporte du moins la douce satisfac-
tion d'avoir cherché à être utile à ses semblables , et trouve sa récompense dans la
conscience d'avoir bien fait.

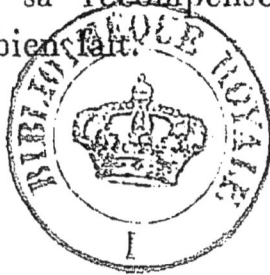

FIN.

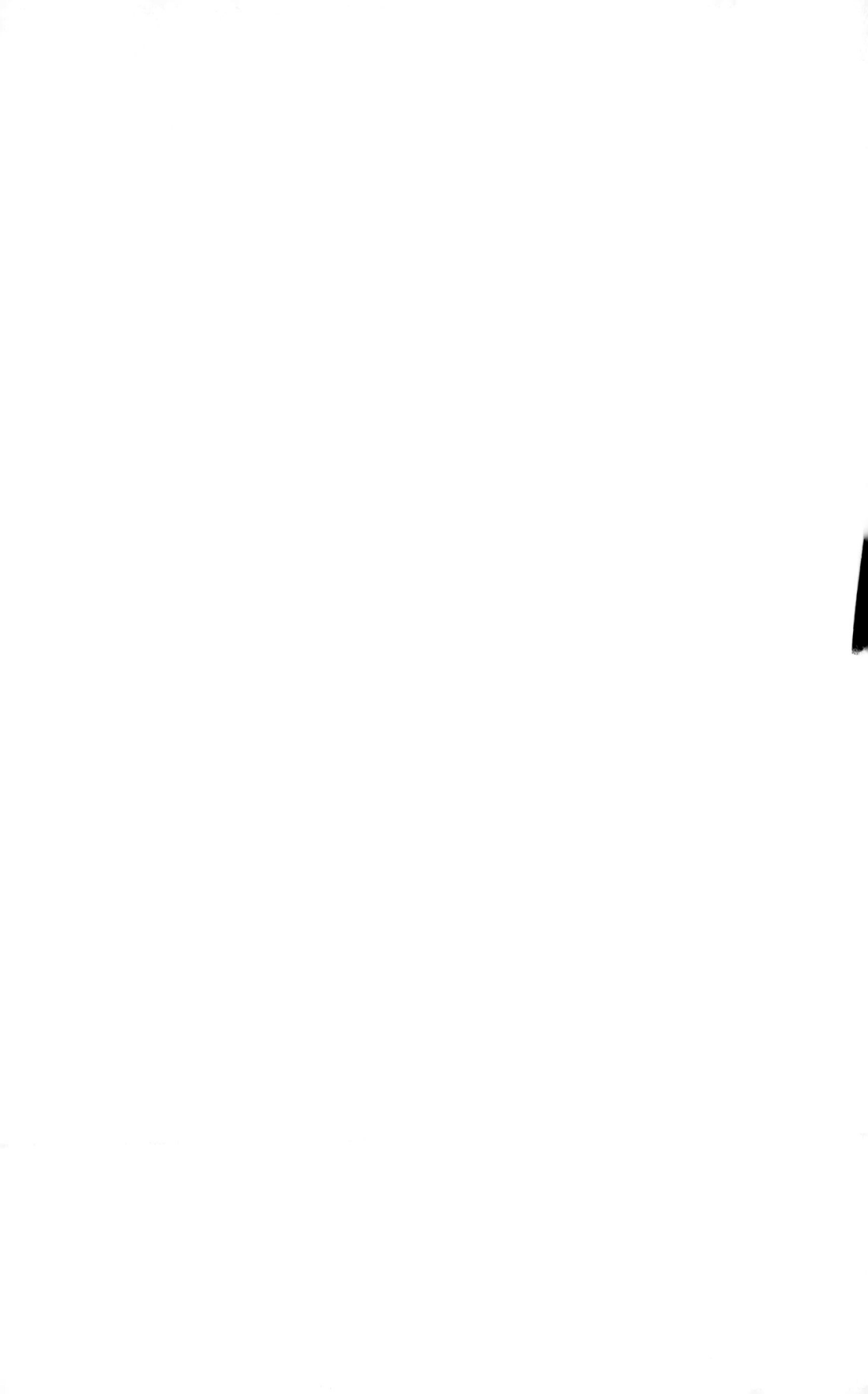

www.ingramcontent.com/pod-product-compliance
Lightning Source LLC
Chambersburg PA
CBHW060501200326
41520CB00017B/4879